CONTRIBUTION A L'ÉTUDE

DE

L'OTHÉMATOME

PAR

A.-H. HOFFMANN
Docteur des Facultés de médecine de Paris et de Saint-Pétersbourg.

PARIS
IMPRIMERIE DE LA FACULTÉ DE MÉDECINE
A. DAVY, SUCCESSEUR DE A. PARENT
52, RUE MADAME ET RUE CORNEILLE, 3

1887

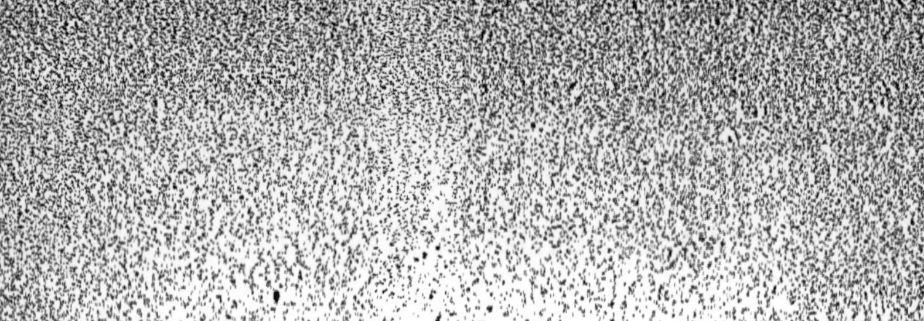

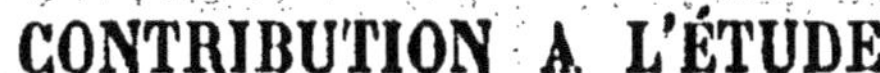

CONTRIBUTION A L'ÉTUDE

DE

L'OTHÉMATOME

PAR

A.-H. HOFFMANN
Docteur des Facultés de médecine de Paris et de Saint-Pétersbourg.

PARIS
IMPRIMERIE DE LA FACULTÉ DE MÉDECINE
A. DAVY, SUCCESSEUR DE A. PARENT
52, RUE MADAME ET RUE CORNEILLE, 3

1887

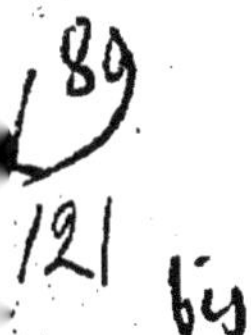

A MA COUSINE AMÉLIE

A MON PRÉSIDENT DE THÈSE

MONSIEUR LE PROFESSEUR GERMAIN SÉE

Professeur de la Faculté de médecine de Paris,
Membre de l'Académie de médecine,
Commandeur de la Légion d'honneur.

CONTRIBUTION A L'ÉTUDE

DE

L'OTHÉMATOME

AVANT-PROPOS.

On donne le nom d'othématome à une collection sanguine siégeant sur le pavillon de l'oreille, ordinairement sur la surface externe de l'organe dans la cavité de l'hélix.

De nombreuses théories pathogéniques ont été proposées pour expliquer cette affection ; son siège anatomique et sa valeur séméiotique ont soulevés également des discussions; par contre la symptomatologie très connue ne paraissait présenter qu'un intérêt secondaire ; mais nous avons eu l'occasion de suivre un malade chez lequel l'othématome spontanément développé, s'était terminé d'une manière anormale.

Les recherches que nous avons faites sur ce sujet nous ayant démontré la rareté de la suppuration spontanée dans les cas d'othématome, nous avons pensé qu'il serait intéressant d'en faire le sujet de notre thèse inaugurale. Nous n'avons trouvé aucun cas analogue et nous insistons sur la particularité de ce fait.

Nous avons d'ailleurs fait une étude aussi complète que possible de l'othématome ; nous avons étudié dans des chapitres spéciaux :

1. L'Historique.
2. L'Étiologie.
3. La Pathogénie.
4. La Symptomatologie.
5. Le Diagnostic.
6. L'Anatomie pathologique.
7. Le Pronostic.
8. Le Traitement.

Avant de commencer notre travail, nous sommes heureux qu'un usage ancien nous permette de remercier les différents maîtres, qui nous ont soutenu dans le courant de nos études.

Notre éminent maître, M. le professeur Germain Sée nous a toujours prodigué les marques de sa bienveillance. Qu'il veuille bien agréer l'hommage de notre reconnaissance pour l'honneur qu'il nous fait en acceptant la présidence de notre thèse.

Nous ne saurions oublier que c'est à M. le docteur Labadie-Lagrave. médecin de la Maternité, que nous devons tous les excellents conseils et l'appui sympathique, qui nous ont permis de mener à bonne fin nos études ; nous le prions de vouloir bien agréer l'expression de nos plus respectueux remerciements.

Nous remercions également notre excellent ami, M. le docteur Bouttier, qui nous a aidé par ses conseils, quand étranger aux habitudes de l'école, nous nous trouvions en face de difficultés, et M. Leflaive, interne des hôpitaux, qui a eu l'amabilité de nous communiquer l'observation, que nous avons prise comme sujet de notre thèse.

Nous exprimons aussi notre reconnaissance à M. le docteur Hache, pour l'autorisation de publier le cas, que nous avons observé au cours de ses consultations à la Charité.

CHAPITRE PREMIER.

HISTORIQUE.

Les premières données relatives à l'othématome sont assez vagues. Il est considéré dans les premières observations publiées comme une affection spéciale aux aliénés et dû dans la plupart des cas à un traumatisme. L'organisation défectueuse des services d'aliénés à cette époque permettait en effet de l'attribuer souvent à un manque de soins. On ne l'observait d'ailleurs qu'à de rares intervalles dans les asiles.

C'est seulement dans notre siècle que les premières observations ont paru à ce sujet; on n'en trouve aucune trace dans les anciens auteurs.

Néanmoins, si dans l'antiquité la lésion elle-même était ignorée, on connaissait au moins leur résultat ultime, la déformation du pavillon de l'oreille.

Nous rapportons pour preuve les mots de Philostrate qui dit d'Hector : ὦτα κατεαγὼς ἦν ; nous trouvon dans Gorgias de Platon la réponse de Chariclès, demandée par Socrate, si les Athéniens étaient changés à leur avantage par Périclès :τῶν τὰ ὦτα κατεαγότων ἀκούεις ταῦτα; ; enfin dans Protagoras Platon dit des Spartiates : οἱ μὲν ὦτα κατάγνυνται.

Le docteur Gudden avait déjà remarqué cette déformation des oreilles des lutteurs célèbres, représentée sur les statues anciennes et nous transcrivons à ce sujet les lignes suivantes, que nous trouvons dans la « Pathologie des Tumeurs » de Virchow (tome I, page 135; 1867) :

« M. Gudden a fourni à ce sujet dans ces derniers temps de très beaux arguments en faisant remarquer que déjà dans la sculpture antique on trouvait les données les plus positives de ce genre de production morbide. Il a d'abord découvert dans la glyptothèque de Munich, deux têtes d'Hercule avec ce genre d'oreilles ; et, en continuant ses recherches, il a montré, que Winkelmann a longuement attiré l'attention sur ces oreilles d'une forme particulière. D'après ce profond connaisseur de l'antiquité, les oreilles difformes sont le signe typique des anciens lutteurs. Les lutteurs de pugilat et les pancréatistes, qui ceignaient leurs mains de lanières de cuir, s'élançaient ainsi l'un sur l'autre, et se mettaient ainsi dans un tel état, que l'oreille défigurée est devenue un ornement plastique régulier dans les statues d'Hercule, Pollux et différentes autres figures types de guerrier. Il résulte, de plus, de la comparaison des anciens auteurs, que quelques autres personnalités historiques, par exemple Hector,, ont été aussi représentées avec des oreilles déformées par l'hématome. C'est une chose si fréquente dàns les collections d'antiques, qu'on en trouve partout des preuves. »

Le premier mémoire relatif à l'hématome du pavillon de l'oreille comme lésion, remonte à 1833, où Bird, second médecin de l'asile de Siegbourg, publia dans le « Journal de Graefe et de Walter (tome XIX, Berlin), un très bon travail sur les tumeurs sanguines de l'oreille.

En 1834, Neumann remarque cette même lésion; mais il la prend pour une varieté d'érysipèle.

En France, M. Ferrus signale le premier l'othématome, en 1838, dans ses leçons à Bicêtre. Selon lui « il apparaît de préférence dans la manie chronique, la démence et la paralysie générale. D'abord la face externe de l'oreille rougit et se tuméfie; après huit ou dix jours, la peau se détache insensiblement du cartilage sous-jacent et l'on constate à l'aide des signes physiques ordinaires, la présence d'un liquide qui dissèque la peau de l'oreille dans une grande étendue. » Ferrus attribue cette lésion à des frottements trop répétés de l'oreille, ou à une pression trop prolongée dans les différents décubitus auxquels on soumet les déments paralytiques.

En 1842, M. Belhomme présente à la Société d'émulation de Paris, les deux oreilles tuméfiées d'un aliéné qui avait succombé aux progrès d'une paralysie générale.

La même année, M. Cossy, alors interne à Bicêtre, rapporte dans les « Archives générales de Médecine » trois cas d'othématome, observés dans l'espace de huit mois dans un service de 300 aliénés. Son mémoire est d'autant plus important, qu'il renferme une autopsie, rapportée avec les plus grands détails.

En 1843, Heidenreich (in « Annuaire de Canstatt ») et en 1844, Wallis et Rupp (in Gazette de la Société médicale de Prusse) ont traité le même sujet.

En 1846, Schmaltz publie à Leipzig un mémoire, et attribue l'othématome à un état inflammatoire du cartilage, produisant entre la peau et ce dernier une extravasation sanguine : ce serait, pour lui, une véritable chondrite.

En 1847, Leubuscher, médecin de l'asile de Halle, rapporte dans « Allgemeine Zeïtschrift fur Psychiatrie » cinq observations où il étudie avec soin le siège précis de la tumeur, qu'il place entre le périchondre et le cartilage.

Dans la même année, M. Thore publie dans les « Annales médico-psychologiques » un mémoire relatif à cette affection.

En 1847, Fischer fait paraitre dans « Allgemeine Zeïtschrift fur Psychiatrie (tome V) » un travail sur les tumeurs sanguines du pavillon de l'oreille. Il constate que l'affection s'observe surtout chez les malades, atteints de lésions des centres nerveux. Pour lui, elle est le résultat le plus ordinaire du traumatisme, plus fréquent chez l'homme que chez la femme.

En 1850, le Dr Renaudin fait remarquer « (Annales médico-psychologiques) » qu'il existe des tumeurs sanguines et des tumeurs séreuses, se développant sous l'influence d'une prostration profonde, et pouvant se terminer par résolution ou reparaître à des intervalles irréguliers.

En 1849, Heyfelder signale pour la première fois un cas d'othématome, qu'il a observé chez un homme sain d'esprit ; il lui attribue pour cause le froid.

En 1852, Wilde (Médical Times) parle également des

tumeurs sanguines de l'oreille sur des sujets non aliénés.

En 1853, M. Merland, interne à Charenton dans sa thèse inaugurale (de Paris) résume l'état de la science sur ce point. Il a recueilli 14 cas dans une année à la maison d'aliénés de Charenton ; six fois sur quatorze les deux oreilles étaient prises en même temps, mais non au même degré.

Le professeur Jarjavay signale dans son anatomie chirurgicale la fréquence de tumeurs sanguines de l'oreille chez les lutteurs de profession.

Léviton, Maltz et Stahl rattachent l'hématome au traumatisme

En 1855, M. Bastien et en 1858, M. Mallez ont fait de cette tumeur auriculaire le sujet de leurs thèses inaugurales.

M. Delasiauve publie en 1858, dans la Gazette hebdomadaire de médecine et de chirurgie, deux excellents articles qui mentionnent six nouveaux cas, observés par M. Petit, médecin de l'asile de Nantes.

En 1859, M. Marcé observe un cas fort curieux. Chez son malade, en même temps que les deux oreilles étaient le siège de tumeurs sanguines, il s'était produit un autre épanchement de sang dans une des paupières supérieures.

Dans la même année, M. le Dr Achille Foville, directeur-médecin de l'asile de Châlons, fait paraître sur ce sujet, dans les « Annales médico-psychologiques », un excellent mémoire, où il insiste surtout sur le siège exact de l'épanchement sanguin et sur la cause de l'épaississement consécutif du pavillon. Se basant surtout sur l'observation publiée par M. Marcé. et sur les faits relatés dans l'autopsie, pratiquée et décrite avec tant de soin par M. Cossy, M Foville arrive aux conclusions suivantes :

1° Les tumeurs sanguines du pavillon de l'oreille que l'on observe chez les aliénés, sont constituées par du sang épanché, non sous la peau, mais sous le périchondre, détaché du cartilage.

2° Le périchondre ainsi détaché revient sur lui-même, à mesure que le sang épanché se résorbe, et il entraine dans son retrait les autres portions du pavillon ce qui explique la déformation consécutive à ce genre de tumeurs.

3° Le périchondre exhale à sa face interne un cartilage de nouvelle formation, qui forme tantôt une couche unie à toute sa surface, tantôt des îlots indépendants plus ou moins éloignés les uns des autres. Ces produits sont la cause de l'épaississement des oreilles qui ont été le siège des tumeurs sanguines.

4° La formation des tumeurs sanguines du pavillon de l'oreille est le plus souvent précédée et accompagnée d'un trouble général dans la circulation céphalique, et il est digne de remarquer que l'augmentation de rougeur, de chaleur et de sensibilté qu'on constate dans ces cas, ressemble d'une manière frappante à ce que l'on observe chez les animaux, auxquels on a coupé le grand sympathique au cou, ou enlevé le ganglion cervical supérieur. »

En 1860, M. Dumesnil (in Annales médico-psychologiques) rejette le traumatisme comme condition pathogénique des hématomes et admet qu'ils se forment sous l'influence de causes générales internes et qu'ils sont d'un pronostic fâcheux.

M. Joire, au contraire, attribue les tumeurs sanguines de l'oreille exclusivement aux violences extérieures. (*Gazette des hôpitaux*, 1860).

Dans la même année le docteur Gudden (de Werneck) se prononce pour le traumatisme; il établit une sorte de corrélation entre l'hématome chez les aliénés et les accidents du même genre qui se sont produits chez les athlètes et parle des déformations du pavillon de l'oreille qu'il avait trouvées sur les statues des lutteurs célèbres de l'antiquité, comme nous l'avons rapporté plus haut.

En 1861, M. Jung reprend l'histoire de cette lésion; il rejette absolument le traumatisme comme condition pathogénique; il rattache l'hématome soit à l'état congestif, soit à la diminution de l'action nerveuse.

En 1864, M. Kuhn, de Strasbourg, constate dans sa dissertation inaugurale qu'on a rencontré l'hématome dans toutes les formes d'aliénation mentale. Il insiste sur l'état cachectique des malades, chez lesquels on le rencontre. Pour mieux définir l'étiologie de la lésion, il tache de démontrer que « son apparition coïncide toujours avec cette période de l'aliénation mentale où les fonctions de la vie végétative ont, en grande partie, perdu leur vitalité, où l'inertie intestinale met obstacle à la nutrition et où le marasme, épiphénomène ultime, menace l'existence. »

En 1867, Virchow décrit un hématome dans lequel

le périchondre est resté adhérent au cartilage ; pour lui, la lésion primordiale se trouve sur le cartilage.

En 1868, l'othématome est l'objet d'une discussion à la société de Biologie, à laquelle prennent part MM. Magnan, Laborde, Broca, Dumontpallier, Belhomme et Gubler, et sur laquelle nous reviendrons en parlant de la pathogénie.

M. Foville fils voit dans l'othématôme un trouble de nutrition d'origine nerveuse et pense que ce phénomène est identique à celui qui a lieu dans les expériences de Claude Bernard.

Le Dr Ingels, médecin de l'hospice Guislain à Gand, publie dans ses recherches statistiques, comprenant une période de dix ans, de 1863-1872, cinq cas d'hématome dus au traumatisme, et un cas, survenu chez un vieillard maniaque, très agité, à la suite de frottements répétés des oreilles sur le lit.

En 1870, paraît dans le *Bulletin du Nord*, un excellent travail du Dr Castelain sur l'hématome du pavillon de l'oreille ; il insiste surtout sur l'origine non traumatique de cette affection chez les aliénés, et se prononce pour leur développement entre le périchondre et le cartilage.

Dans la même année, M. Claverie (de Paris), en 1876, M. Mary (de Montpellier) et en 1878 M. Mabille (de Nancy), choisissent les hématomes de l'oreille comme sujet de thèse inaugurale.

M. H. Bonnet parle de ces tumeurs, dans son traité des maladies mentales, et donne comme cause pathogénique une lésion du grand sympathique.

« Ces tumeurs constituent pour lui de véritables apoplexies congestives qui trouvent leur raison d'être dans la dégénérescence graduelle du sympathique, finissant par se frapper de plus en plus de léthalité. Il en résulte une turgescence des vaisseaux de l'oreille, et, à la limite l'apoplexie se produit; c'est la répétition pathologique de la section expérimentale du nerf au-dessus du ganglion cervical supérieur. »

M. Biaute, interne de l'asile de la Roche-Gandon, publie en 1877, dans les « Annales médico-psychologiques » ses observations, portant sur cinq malades, atteints de tumeurs sanguines du pavillon de l'oreille, deux hommes et trois femmes. Le nombre des tumeurs est de sept, les doubles appartiennent aux femmes. Un seul malade était paralytique, Dans tous ces cas les causes externes ne pouvaient être reconnues. L'auteur croit « que le mode de surveillance des malades dans les asiles, les visites fréquentes et régulières auxquelles ils ont droit, permettent de bien peser tous les indices qui s'offrent quand une pareille affection se présente. » Il ajoute que les médecins aliénistes n'admettent pas la formation des tumeurs sanguines par traumatisme, ou ils font de grandes réserves sur ce point.

Cependant ce n'est pas l'opinion de M. Bouteille, Directeur-médecin de l'asile d'aliénés d'Armentières, qui publia en 1880 dans « Marseille médical » un travail sur « les tumeurs sanguines du pavillon de l'oreille chez les aliénés. » Après avoir minutieusement examiné tout ce qui avait été dit et écrit par les auteurs sur la pathogénie des othématomes, il conclu de la manière suivante :

« Sans vouloir rejeter d'une manière absolue les causes prédisposantes, nous croyons qu'elles n'ont point l'importance qu'on leur a attribuée, et que l'hématôme n'apparaît qu'à la suite d'un traumatisme exercé sur les oreilles par les malades ou par autrui. »

En 1880, W. Meyer, publie (in Archiv fur Ohrenheilkunde XVI) trois cas d'othématome, survenus sur des personnes saines d'esprit, et traitées avec plein succès par le massage.

En 1881, M. Vallon fait paraître dans « l'Encéphale » une note sur l'étiologie et le siège anatomique de l'othématome, qui, pour lui, résiderait parfois entre les lames du périchondre lui-même.

En 1883, M. Bellangé publie dans le même journal une note, où il constate après un examen histologique détaillé, que la lésion peut être parfois intercartilagineuse.

En 1884, M. Tétard (de Paris) et en 1885, M. Durand-Peschaud (de Montpellier) écrivent leur thèse inaugurale sur l'othématome.

Pour terminer cet historique, que nous avons eu soin de rendre aussi complet que possible, nous signalerons encore les articles concernant cette affection de M. H. Schule, dans « Handbuch der speciellen, Pathologie und Therapie, herausg, von Dr H. von Ziemssen » ; de M. Armand Desprès, dans le Nouveau Dictionnaire de médecine et de chirurgie, et de M. Ladreit de Lacharrière, dans le Dictionnaire Encyclopédique des sciences médicales.

CHAPITRE II.

ÉTIOLOGIE

L'historique précédent a permis de remarquer que les tumeurs sanguines du pavillon de l'oreille, se rencontraient le plus souvent chez les aliénés. C'est surtout chez les paralytiques généraux qu'on rencontre l'othématome. En effet, sur les quatorze malades dont M. Merland a relevé les observations, six étaient affectés de paralysie générale confirmée ; les autres de démence, de mélancolie, de faiblesse intellectuelle congénitale.

M. Dumesnil, sur dix tumeurs, en a trouvé huit chez des paralytiques généraux.

M. Mabille donne la proportion suivante : sur 22 cas, qu'il a observés, dix appartenaient à la paralysie gènérale, trois à la lypémanie, deux à la manie, deux à la démence simple et cinq à l'épilepsie.

M. Castelain signale également la paralysie comme la maladie dans le cours de laquelle on rencontre le plus souvent l'othématome. Les autres maladies avec lesquelles il coïncide, sont, pour lui, la lypémanie, la manie, l'idiotie et l'épilepsie.

Cependant chez les épileptiques on ne rencontre qu'assez rarement les othématomes, ce qui pourrait paraître étrange, étant donné que ces malades se frappent assez souvent la tête au moment de leur chute. Cela tient, d'après l'opinion de MM. H. Follet et Bouteille, à ce que les épileptiques tombent au début de leur accès, le plus souvent, soit en avant, soit en arrière, et que dans le cas rare où ils tombent sur le côté, ils heurtent d'abord le sol avec l'épaule de façon que l'oreille est préservée dans la chute. Si dans la chute l'oreille est atteinte directement, l'othématôme peut se produire ; M. Bouteille en cite un exemple où l'othématome se produisit chez un épileptique débilité dans ces conditions.

En résumé les othématomes ont été fréquemment observés chez les aliénés; plus souvent chez les paralytiques généraux, mais il ne faudrait pas en conclure, que les autres formes d'aliénation mentale ne peuvent offrir semblables lésions. Les statistiques précédentes en font foi.

Mais cette lésion ne se rencontre pas exclusivement chez les aliénés, comme l'ont cru les premiers auteurs qui les ont signalés. Les observations de Heyfelder (1849) et Wilde (1852) montrent déjà que l'othématome pouvait se développer chez des individus sains d'esprit. Les observations nombreuses rapportées depuis cette époque par Merland, Jarjavay, Castelain, Toynbee, Hun, Duplay, Ladreit de Lacharrière et d'autres en sont témoins.

C'est surtout chez les lutteurs de profession qu'on a assez fréquemment rencontré ces tumeurs. Chez eux, en effet, cette lésion ne doit pas être rare, puisque nous avons trouvé dans le travail de M. Castelain la remarque, que sur huit lutteurs, qui exerçaient en 1870 à Lille, trois avaient eu des othématomes, dont deux doubles. Nous empruntons à M. Jarjavay une observation de cette affection, survenue chez un lutteur de profession.

Observation I (M. Jarjavay).

Le nommé C..., âgé de 30 ans, lutte depuis deux ans. C'est un homme d'une forte constitution, dont la santé est habituellement bonne; il présente un gonflement des deux pavillons; le pavillon droit est le plus gonflé. Déjà une tuméfaction s'était produite à trois reprises, à un mois d'intervalle environ, et avait disparu spontanément, chaque fois dans cette même région.

La cavité de la conque est effacée par le soulèvement de la peau; sa compression donne la sensation d'une substance mollasse, semi fluide. Cependant, en fixant le pavillon par la face interne sur la partie latérale du crâne, on peut percevoir la fluctuation sur la face externe. La peau est légèrement rosée. Il existe dans la rainure de l'hélix un peu d'empâtement. Le lobule n'est pas grossi.

Une ponction est pratiquée avec la lancette au-dessus du lobule, dans la partie la plus déclive de la tumeur : Issue d'un liquide sanguinolent; la compression fait ensuite sortir des caillots de sang. Un stylet introduit par l'ouverture permet de constater un décollement jusqu'au niveau de la rainure de l'hélix. Applications de compresses d'eau blanche.

Quant au pavillon gauche, il est légèrement tuméfié, comme si la peau était frappée d'éléphantiasis. La partie supérieure est repliée en arrière. En renversant la partie la plus externe, on constate que le cartilage a subi une solution de continuité suivant une ligne droite, qui correspond à une sorte d'arête.

Le lendemain de la ponction, une nouvelle quantité de sérosité s'est reproduite. Un stylet introduit dans la petite plaie faite par la lancette permet d'en faire sortir un liquide qui est transparent et très légèrement rosé. Des compresses d'eau blanche sont maintenues sur le pavillon de l'oreille.

Dix jours plus tard, réapparition de la tumeur; ponction qui donne issue à une certaine quantité de sérosité.

Le malade ne s'est présenté de nouveau que quinze jours environ après cette dernière ponction.

C'est dans des conditions analogues que se sont développés quelquefois les othématomes chez des enfants, des écoliers insoumis à qui on a tiré fortement les oreilles. Nous en rapportons deux observations consignées dans la thèse de M. Merland.

Observation II (M. Merland).

G... R... enfant de douze ans, de bonne constitution, a été soumis à notre examen le 4 juin dernier.

Tuméfaction considérable du pavillon de l'oreille droite; l'hélix est rouge violacé et au niveau de la fossette scaphoïde existe une petite tumeur fluctuante du volume d'une noisette. Interrogé sur la cause de cette affection, il avoue mériter souvent les reproches de son professeur qui lui pince les oreilles. Un médecin consulté proposa une incision à laquelle l'enfant se refusa. Pendant 4 jours on eut recours aux cataplasmes émollients et le mal parut augmenter.

Le 9 juin, une incision fut pratiquée et donna issue à une certaine quantité de sang et bientôt après à de la sérosité sanguinolente; des bourrelets de charpie furent introduits dans la cavité et dès le lendemain s'établit une suppuration peu abondante. On comprime légèrement : la cicatrisation marche assez rapidement pour que le 12, le petit malade puisse être considéré comme guéri. Une seule ponction avait suffi.

Le cas suivant, emprunté au même auteur, vient confirmer et corroborer le fait précédent :

Observation III (M. Merland).

H... B..., enfant de 13 ans, lymphatique, mais de bonne constitution, placé dans la même institution que le précédent, a eu, comme lui, les oreilles très souvent tirées par son maître d'études.

Il nous fut présenté, le 14 juin dernier, avec une tuméfaction considérable de toute l'oreille gauche et particulièrement d l'anthélix : la teinte rouge de tout le pavillon était en ce point violacée et l'on percevait assez distinctement un peu de fluctuation au centre de l'élevure.

Le 16, une incision large fut pratiquée à ce niveau par le médecin de l'établissement : il s'écoula du sang et de la sérosité ; la cicatrisation marcha rapidement. Le 20, elle était complète.

Dans le mémoire de M. Castelain, nous trouvons l'observation d'un othématome, survenu chez un fort de la Halle dans des circonstances moins communes que les trois précédentes.

Observation IV (M. Follet).

Le nommé L..., fort à la Halle aux viandes, se présente le 10 janvier 1867 à la consultation de M. Denonvilliers. Cet homme est occupé presque toute la journée à transporter des veaux écorchés ; voici comment il s'y prend : il place l'anima transversalement sur ses épaules, le maintient par les pattes antérieures qui dépassent l'épaule droite et laisse pendre librement sur l'épaule gauche les membres postérieurs. Le malade s'aperçut le 3 ou 4 janvier 1867 que son oreille gauche était tuméfiée, et ce gonflement s'étant prononcé d'avantage les jours suivants, il se décida à aller voir un médecin.

Voici ce qu'on observe lorsqu'il se présente le 10 janvier à la Charité : la partie supérieure du pavillon gauche est le siège d'une tumeur du volume d'une noix ; cette tumeur est rougeâtre, fluctuante, non transparente, peu douloureuse même à la pression. On fait une ponction avec une lancette, il s'écoule environ une vingtaine de grammes d'un liquide sanguinolent.

Cinq ou six jours après, le malade vient de nouveau à la Charité, le jour de la consultation de M. Velpeau. La piqûre de la lancette est fermée et le liquide s'est reproduit. M. Velpeau fait avec un trocart de moyen calibre une ponction suivie d'une injection iodée et établit sur la tumeur une légère compression. Au bout de douze jours, cet homme revient pour la dernière fois ; il est complètement guéri.

Au dire des chirurgiens consultés, cet hématome est le résultat des froissements exercés pendant la marche sur l'oreille gauche par les animaux que cet homme transporte sur ses épaules.

Dans le même travail de M. Castelain, nous trouvons consignée l'observation d'un othématome double survenu chez un sujet sain d'esprit, où, selon le dire de l'auteur, l'habitude qu'avait la personne qui en fait l'objet, de comprimer ses oreilles entre ses doigts, en a été la seule cause appréciable.

Observation V (M. Castelain).

M. Ludovic G... âgé de 24 ans, étudiant en médecine, a depuis longtemps l'habitude de comprimer entre ses doigts et de malaxer pour ainsi dire ses deux pavillons. Un soir (fin de décembre 1867) après s'être livré à cette singulière manie, ce jeune homme sentit tout à coup à l'oreille droite une sensation de chaleur qui disparut bientôt, et constata les jours suivants que la partie supérieure de cette oreille était augmentée de volume. Le pavillon n'était pas très sensible, mais l'exposition au froid et à la chaleur de l'oreiller donnaient lieu à une sensation de prurit qui se changeait parfois en véritable douleur. Trois semaines après l'apparition de ces phénomènes, les mêmes symptômes se montrèrent à l'oreille gauche.

23 février 1868. M. le professeur Jarjavay, que M. G... est allé consulter, trouve sur le pavillon droit, entre l'hélix et l'anthélix, une tumeur d'un volume d'une noisette; cette tumeur est dure, indolente, et la peau qui la recouvre est légèrement rouge. Le chirurgien de la clinique constate aussi sur le pavillon gauche, à peu près au même point, une tumeur de même nature, mais un peu plus petite. Le diagnostic est aussitôt posé : hématome double du pavillon de l'oreille.

Le 27. M. Jarjavay incise avec le bistouri l'hématome de l'oreille droite; il s'écoule par l'ouverture environ sept à huit grammes d'un liquide sanguinolent. On place entre les bords de la plaie un peu de charpie.

Le 28. Les bords de la plaie sont sensibles, l'oreille est rouge, le malade accuse peu de douleur. Ecoulement par la plaie d'une sérosité purulente.

Plus de charpie entre les lèvres de la plaie.

Le 3 mars. La plaie est entièrement cicatrisée et l'épanchement sanguin ne s'est pas refermé.

Voici ce qu'on constate quelques semaines après. A droite la gouttière de l'hélix est le siège d'une saillie assez considérable. A gauche, la tumeur du pavillon, à laquelle on n'a pas touché a complètement disparu et il ne reste à l'endroit où elle était qu'une simple induration du cartilage sans augmentation d'épaisseur.

25 septembre 1869. La déformation de l'oreille droite est aussi marquée qu'à la fin de mars 1868.

Quoique nous consacrions à la pathogénie de ces

affections un chapitre spécial, nous placerons ici à propos de cette observation quelques réflexions, qui nous permettront d'éviter des répétitions.

Nous nous demandons, si l'auteur a raison de rapprocher ce cas des hématomes dites traumatiques? Il est vrai que M. Sander a publié en 1882, dans la « Zeitung fur practische Heilkunde » une observation, où la pression exercée directement sur l'oreille a pu provoquer un othématome : il s'agit d'une enfant de 13 ans, malingre et chétive; son père, menuisier, l'accablait de mauvais traitements. Quand on l'examine à l'hôpital, elle avait le corps couvert d'ecchymoses. On constata alors un double hématome en pleine évolution. Le père, pour le plus futile motif, *saisissait l'oreille de sa fille entre le pouce et les deux doigts, et la comprimait violemment.* Mais ici nous avons affaire à une enfant chétive dont le système cellulaire très tendre se prête facilement aux ruptures vasculaires, et puis, et surtout, c'était un individu fort et brutal qui comprimait les oreilles, et les ecchymoses qui couvraient le corps de la petite, ne laissent pas de doutes sur sa tendresse paternelle.

Mais peut-on admettre, qu'un individu sain d'esprit, puisse comprimer lui-même ses oreilles assez violemment, pour déterminer directement la rupture d'un vaisseau. Nous ne le croyons pas. Nous pensons que l'habitude de comprimer ses oreilles, a dû produire seulement des congestions violentes et répétées, et que c'est à la suite de ces congestions que l'othématome s'est développé.

Nous insistons sur ce fait, parce que nous avons observé nous-même un cas, où des congestions violentes et souvent répétées ont été l'unique cause de l'hématome.

OBSERVATION VI (Inédite, personnelle).

M. A..., âgé de 27 ans, docteur en médecine, constate le 15 novembre 1884, à la partie supérieure de son oreille droite une petite tumeur, presque indolente, du volume d'une lentille.

Trois jours plus tard nous avons eu l'occasion de voir et d'examiner cette tumeur. Elle avait augmenté de volume; de forme ovoïde, son plus grand diamètre ne dépassait pas celui d'une noisette. D'une consistance assez dure, elle siégeait dans la fossette scaphoïde. On ne pouvait pas constater de fluctuation La pression n'était nullement douloureuse. La peau qui recouvrait la tumeur représentait une coloration un peu plus rouge qu'à l'état normal.

Vers le 25 novembre, à l'endroit correspondant de l'oreille gauche une tumeur semblable s'était produite, seulement son volume était beaucoup plus petit.

Comme ces tumeurs n'occasionnaient aucune gêne et ne présentaient qu'une déformation très insignifiante, on les a laissées sans traitement.

Pendant plusieurs mois, nous avons pu constater que les tumeurs sont restées dans le même état.

Deux ans après, nous avions l'occasion de revoir M. A....

L'othématome du côté gauche avait complètement disparu, sans laisser la moindre déformation ou induration.

Du côté droit nous avons constaté dans la fossette scaphoïde une saillie, dure, plus petite que la tumeur que nous avions relatée antérieurement. Le malade ne s'était nullement occupé de ses hématomes et la disparition de l'un, la diminution de l'autre s'étaient effectuées presque à son insu.

Selon les affirmations du malade, tout traumatisme doit être exclus définitivement. Dans sa famille, il n'existe pas de dispositions héréditaires d'affections mentales. Lui-même était de très bonne constitution; une chondromalacie du pavillon de l'oreille n'était pas admissible, et ses vaisseaux ne présentaient aucune trace d'athérome.

Les derniers mois précédant l'apparition de l'othématome M. A... avait remarqué, que ses oreilles étaient continuellement le siège de congestions assez violentes. A la moindre émotion, au moindre changement de la température ambiante, elles devenaient d'un rouge violet et le brulaient comme du feu. Ces congestions étaient purement locales; le malade ne se sentait pas sujet en même temps à des congestions vers les autres parties de la tête.

Tout récemment nous avons eu l'occasion d'observer un malade atteint d'othématome spontané, dont les causes nous ont paru impossible à définir, Le malade assurait qu'aucun traumatisme, ni ancien, ni récent, n'avait précédé le développement de la tumeur, dont le début avait été tout à fait spontané. Il affirmait n'être sujet ni à des migraines, ni à des congestions céphaliques. Dans sa famille, il n'existait pas d'antécédents cérébraux. En résumé, malgré un interrogatoire minutieux, nous n'avons pu trouver aucune cause certaine du développement de son affection.

Observation VII (Inédite, personnelle).

Vers la fin de septembre 1887, Gaspard P..., âgé de 28 ans, typographe, remarquait un matin en se lavant une petite tumeur de volume d'une lentille sur le pavillon de l'oreille gauche. Elle était dure et tout à fait insensible. Les jours suivants cette tumeur augmentait de volume.

Le 18 octobre, le malade venait à la Charité aux consultations de M. le Dr Hache, chef de clinique adjoint de M. le professeur Trélat.

Dans la gouttière de l'hélix de l'oreille gauche descendant jusqu'au l'anthélix, on constate une tumeur du volume d'un gros œuf de pigeon, à surface régulière, d'une coloration d'un rouge bleuâtre, fluctuante, non douloureuse à la pression.

La tumeur fut ponctionnée avec une lancette.

Il s'écoula une vingtaine de grammes d'un liquide sanguinolent. On appliqua un pansement iodoformé.

20 octobre. La tumeur s'était reformée et présentait les mêmes caractères que la première fois. En outre le malade prouvait de vives douleurs et des battements dans l'oreille, qui le privaient de sommeil.

Une seconde ponction fut pratiquée qui donna également lieu à l'écoulement d'un liquide sanguinolent, mais en plus petite quantité que la première fois.

Le 22. La tumeur s'était reproduite une troisième fois et les douleurs étaient devenues intolérables.

On fit une incision plus large et la poche fut bourrée de gaze iodoformée pour empêcher la fermeture de la plaie et la reproduction de la tumeur.

Le 29. Il s'était établi une suppuration ; mais en retirant la mèche de gaze iodoformée, outre le pus on vit sortir une goutte de liquide sanguinolent, indiquant que l'othématome avait de la tendance à se reproduire.

Le pansement fut renouvelé deux fois par semaine.

10 novembre. L'état de l'oreille n'a pas changé. Les parois de la poche sont élastiques et ne s'accolent pas et la poche ne présente aucune tendance à se fermer. Avec le pus il sort toujours une petite quantité de liquide citrin.

Le 12. Le malade fut présenté à M. le professeur Trélat, qui pratiqua une large incision, suivie de grattage minutieux de toute la poche. Quelques petits morceaux du cartilage enlevés montraient la structure normale, sans altération.

Le 19. La plaie est presque fermée et l'othématome marche rapidement vers la guérison.

Enfin, nous rapportons encore une observation qui nous a été communiquée par M. Leflaive, et qui nous paraît intéressante à un double point de vue : premièrement, parce qu'elle a trait à un de ces hématomes spontanés, survenus en dehors de toute affection mentale; et en second lieu et surtout parcequecet othématome s'est terminé par suppuration, terminaison excessivement rare.

Observation VIII.

Le nommé Em... Bou..., âgé de 41 ans, exerçant la profession de cordier, entre le 22 février 1884 à l'hôpital Tenon. Il est placé à la salle Nélaton, lit n° 1, dans le service de M. Lucas-Championnière, alors suppléé par M. Quénu.

Cet individu a toujours joui d'une santé excellente. Dans son histoire, on ne révèle, au point de vue pathologique, que des traumatismes sans importance et de nombreuses courbatures dues à des excès de travail. Disons cependant qu'il se plaint d'être notablement plus faible du côté gauche que du côté droit.

On ne constate cependant aucune atrophie apparente du côté des membres ; la force qu'il déploie de la main gauche nous a semblé assez considérable, et la différence qui existe entre les deux côtés à ce point de vue ne nous a pas paru dépasser sensiblement celle que l'on trouve à l'état normal.

Vers le 7 ou 8 octobre 1881, notre malade remarqua qu'il s'était produit une tuméfaction de la partie supérieure du pavillon de l'oreille droite. Elle atteignit d'emblée le volume, qu'elle conserva ensuite pendant plus de deux ans, c'est-à-dire, que, située à la face externe, elle remplissait la dépression comprise entre l'anthélix et l'hélix qu'elle renversait en arrière et en haut. Cette tuméfaction n'était pas douloureuse; sa coloration était seulement un peu rouge.

Notre malade est très affirmatif sur ce point, qu'il n'avait eu à ce moment aucun traumatisme du côté de l'oreille. Mais il nous rapporte qu'à cette époque il était sujet à de la céphalalgie, à des migraines, il avait souvent la tête lourde et les yeux cernés, comme s'il s'était livré à des excès de boissons C'est du côté droit que ces symptômes étaient les plus accusés.

Un interrogatoire minutieux ne nous a révélé aucun trouble mental, aucune perte de connaissance, aucune attaque épileptiforme. Il finit cependant par répondre à nos questions qu'il aurait eu vers ce temps de légers vertiges et que l'ouïe aurait depuis deux ans diminué d'acuité du côté droit.

Le 1er février 1884, il ressentit de la douleur à la face dorsale du pied gauche, vers la racine du gros orteil; il se développa là un abcès qui fut ouvert le 5.

Le pied guérit très vite et à peine cet abcès spontané, du moins en apparence, était-il fermé, que de nouveaux symptômes se manifestèrent vers l'oreille, qui depuis plus de deux ans était restée dans le même état.

Le 8, notre malade y ressentit de la gêne ; le lendemain la tumeur devint douloureuse et augmenta de volume. Les jours suivants les souffrances s'accrurent au point d'être insupportables et de l'empâtement, de l'œdème se développèrent sur les régions temporales et mastoïdiennes, et sur la partie du cuir chevelu attenante à l'oreille.

Dans la nuit du 12 au 13, sans autre médication que des cataplasmes, il se fit à la partie la plus antérieure de la branche inférieure de l'anthélix un petit pertuis qui donna issue à une grande quantité de pus ; le malade se sentit aussitôt soulagé.

Pendant les huit jours qui suivirent, le malade resta chez lui. La poche se remplissait, ramenant les douleurs ; puis le malade la vidait en la pressant. La quantité de liquide qui sortait ainsi était fort grande ; tantôt, dit le malade, le liquide était comme de l'eau, tantôt comme du lait : dans les derniers jours, il était coloré par du sang.

Ne voyant pas s'annoncer la terminaison de cet abcès, le malade se présenta à l'hôpital où il fut admis le 22 février.

Au moment de son entrée, la partie supérieure de l'oreille droite est de coloration rouge violacé; elle a le volume d'un gros œuf de pigeon à surfaces régulières, ne présentant ni bosselure, ni dépression.

Toute la partie de l'oreille au-dessus et en arrière du lobule et de la conque, fait partie de cette masse qui paraît être placée dans l'épaisseur même du pavillon dédoublé. L'œdème a complètement disparu des parties environnantes.

Cette masse est molle. En la pressant, on fait sourdre du pus par le petit orifice situé à sa partie antéro-inférieure. En introduisant un stylet par ce pertuis, on pénètre dans une cavité qui paraît immédiatement sous-cutanée du côté externe, à la face interne, au contraire, il semble qu'il y ait entre le stylet et le doigt, la peau doublée de cartilages. Ce dernier paraît cependant avoir disparu en divers points.

Le 25 février, une incision fut pratiquée à la partie la plus déclive de cette poche, du côté interne, parallèlement au bord libre; le pus qui s'écoula était mêlé de sang extravasé depuis quelque temps déjà.

La cavité fut soigneusement lavée et on employa le pansement de Lister.

Nous n'insisterons pas sur les suites de cette petite opération; elles furent très régulières.

Dans les premiers jours de mars, la cavité avait disparu, l'oreille reprenait visiblement sa forme normale, et il ne restait plus que de l'empâtement du pavillon.

Le malade a été revu dans la suite, et il ne persistait comme traces qu'une légère déformation de la partie la plus élevée de l'oreille.

Quant à la fréquence de l'othématome au point de vue du sexe et de l'âge, les statistiques comparatives ne portent que sur les tumeurs, survenues chez des aliénés.

D'après la plupart des auteurs, ils se rencontrent plus fréquemment chez les hommes que chez les femmes.

Sur soixante deux tumeurs sanguines, M. Kuhn a constaté qu'elles s'étaient produites dix fois chez les femmes.

M. Mabille, sur 22 tumeurs, en a trouvé 3 chez des femmes.

Les observations de M. Biaute donnent uneautre proportion : il a trouvé 3 cas d'othématome chez des femmes contre deux pour les hommes.

Les partisans du traumatisme voient dans la fréquence moindre chez les femmes un point d'appui pour leur théorie, et trouvent l'explication de ce fait dans la protection que les cheveux et les bonnets donnent chez elles au pavillon de l'oreille contre les traumatismes.

L'oreille gauche a été plus fréquemment trouvée atteinte des hématomes. Sur les 62 cas de M. Kuhn, on les trouve 38 fois à gauche, 11 fois à droite et 13 fois aux deux pavillons.

Dans les cas où la lésion est bilatérale, elle débute d'ordinaire du côté gauche. Certains auteurs pensent qu'on peut trouver la raison de ce fait, dans la difficulté plus grande de la circulation du côté gauche. Les deux troncs veineux brachio-céphaliques diffèrent en effet essentiellement par leur longueur, leur direction et leurs rapports, et le désavantage se trouve du côté gauche.

Les partisans du traumatisme de leur côté croient que ce fait démontre également la cause de l'affection, puisque les infirmiers frappaient ordinairement les malades avec la main droite.

Quant à l'âge, auquel se montrent surtout les hématomes de l'oreille, MM. Merland et Castelain ont trouvé que c'est vers quarante ans, et font remarquer que c'est aussi vers cette époque que se rencontre le plus fréquemment la paralysie générale.

CHAPITRE III

PATHOGÉNIE

Tous les auteurs sont d'accord sur le mode de développement de l'othématome chez les lutteurs de profession et sur sa cause. Il est le résultat des frottements violents et réitérés qu'éprouvent les oreilles dans la lutte où chacun des combattants cherche toujours à entourer de ses bras la tête de son adversaire pour le jeter à terre, ou le faire passer par dessus son épaule. Ici, le traumatisme, la violence extérieure est assez considérable pour produire d'emblée une tumeur sanguine dans une oreille parfaitement saine.

La pathogénie est également indiscutable dans les cas où nous avons vu se développer des hématomes chez les enfants à la suite des corrections infligées par leurs maîtres.

Cependant dans d'autres cas le traumatisme peut agir seulement comme cause prédisposante en déterminant une dégénérescence du cartilage. Témoin l'observation de la clinique du professeur Moos, rapportée par M. Steinbrugge (*Zeitschrift fur Ohrenheilkunde*, IX, 2, p. 137). Un jeune homme, âgé de 25 ans, avait reçu à l'âge de dix ans un coup de bâton sur l'oreille, d'où induration et cicatrice descendant verticalement du haut de l'hélix au commencement de l'anthélix. L'othématôme était survenu sans cause appréciable ; il guérit après incision et tamponnement.

Sur les causes déterminant les othématomes chez les aliénés nous trouvons au contraire la plus grande divergence d'opinions.

Longtemps la plupart des médecins les considéraient, comme ceux des lutteurs, uniquement dus aux traumatismes.

M. Ferrus les attribue, comme nous l'avons signalé dans le chapitre historique, à des frottements répétés, ou à une pression trop prolongée de l'oreille.

MM. Gudden, Joire et Jarjavay se font également les défenseurs du traumatisme, comme cause unique de la tumeur sanguine.

Dans la séance du 17 octobre 1868, de la Société de Biologie, M. Magnan admet que les othématomes sont le plus souvent la conséquence d'un traumatisme, contrairement à la théorie de la congestion. A l'appui de cette opinion, il présentait une pièce anatomique sur laquelle il est facile de constater, qu'il y a eu pseudoarthrose des cartilages fracturés de la conque auditive : c'est autour de cette fausse articulation que siégeait l'hématome. Pour lui, les prétendues épidémies d'hématomes ne sont que la conséquence de la brutalité de certains infirmiers.

M. Broca déclare être du même avis. Les paralytiques généraux, à cause de leur état mental, ne pouvaient donner aucun renseignement sur les traumatismes, qu'ils avaient subis ; mais les maniaques chez lesquels semblables tumeurs étaient observées, savaient bien raconter le lendemain l'étiologie de leurs tumeurs.

MM. Follet et Vanverts sont également partisans du traumatisme. Voici leurs raisons : « D'une façon générale l'hématome se produit chez l'aliéné agité (quel que soit son genre de folie) que l'on maintient assis, le plus souvent les bras attachés. Dans cette situation la tête seule peut se mouvoir; l'occiput et les parties latérales de la tête, c'est-à-dire les oreilles, se cognent alors à chaque instant, soit contre le mur, soit contre les montants du siège qui supporte le malade ; il se produit ainsi une série de contusions plus ou moins fortes et très multipliées. L'aliéné, même très agité, qu'on laisse libre, gesticule, étend les bras et a plus de chances de se contusionner toute autre partie du corps que l'oreille. On voit fréquemment des aliénés qui avaient toujours été calmes devenir subitement assez agités pour nécessiter leur maintien par la force ; eh bien ! Dès le lendemain ou le surlendemain, on voit apparaître des hématomes ! »

M. Toynbee « croit avec Thurnam, que si l'on trouve aujourd'hui moins d'exemples d'othématomes qu'autrefois, c'est parce que dans les maisons d'aliénés on emploie moins maintenant les violences personnelles que jadis ».

Plus récemment enfin, M. Bouteille conclut que, « la production de ces tumeurs peut toujours être prévenue par une surveillance attentive et que le traitement préventif le plus rationnel consiste à mettre à la porte l'infirmier coupable de négligence ou de brutalité ».

Après avoir exposé l'opinion de quelques auteurs, qui ne reconnaissent que le traumatisme comme cause de l'othématome chez les aliénés, nous allons faire de même pour ceux qui admettent une autre pathogénie. « Ils sont pour le moins aussi nombreux que les premiers et leur mérite ne le cède en rien à celui de leurs contradicteurs. »

Le premier qui signale les congestions auriculaires est Bird. Sur les six malades observés par lui, cinq souffraient vers la tête de congestions sanguines très actives, telles qu'on ne les observe que chez les aliénés avec autant de fréquence et de persistance; les pulsations des carotides lui paraissaient à un toucher superficiel, beaucoup plus fortes que celles de la radiale; chez tous la tête était extraordinairement chaude.

Après Bird, c'est surtout M. Achille Foville, qui insiste sur la congestion comme cause déterminante de l'othématome : «, Certainement, dit-il, il y a loin d'un afflux sanguin même considérable, dans le réseau capillaire du pavillon de l'oreille à une effusion souvent abondante du sang dans les tissus de cet organe, et il ne suffit pas d'une congestion passagère pour amener ce résultat. Mais lorsque ce phénomène se répète depuis longtemps d'une façon persistante, le système artériel finit par être dilaté et alors un semblable épanchement devient possible, surtout s'il est favorisé par quelque altération du sang, ce qui arrive presque toujours dans les maladies d'une longue durée. »

M. Laborde (séance de la Société de Biologie), accepte que le traumatisme ait été souvent la cause de l'hématome des oreilles chez les aliénés, mais il ajoute que souvent ces tumeurs sont la conséquence d'une congestion habituelle des oreilles.

M. Dumontpallier, accordant également au traumatisme une part importante dans la pathogénie de l'othématome, appelle l'attention sur la fréquence des congestions permanentes des oreilles chez les aliénés et surtout chez les paralytiques généraux ; en traversant les promenoirs ou les dortoirs des asiles d'aliénés, dit-il, on est frappé de cette congestion des oreilles, qui du reste est en rapport avec la congestion des méninges cérébrales. Cette congestion doit donc avoir sa valeur au point de vue étiologique dans la production des hématomes de l'oreille.

M. Castelain pense que, si les hématomes de l'oreille des aliénés sont parfois d'origine traumatique ; ils surviennent généralement sans violence extérieure. Il cherche la cause dans une lésion du cartilage. S'appuyant sur les recherches de Virchow et Franck, qui ont trouvé dans des cas d'othématomes même récents, les cartilages auriculaires altérés, ramollis, il pense qu'avec une semblable lésion les vaisseaux de l'oreille peuvent se déchirer spontanément ou sous l'influence d'une congestion cérébrale si fréquente chez les aliénés et donner lieu à l'othématome.

Dans notre chapitre historique, nous avons vu que

M. Bonnet admet la dégénérescence graduelle du grand sympathique, provoquant de véritables apoplexies congestives, comme cause pathogénique des tumeurs sanguines du pavillon de l'oreille.

La grande divergence d'opinion qui règne, comme nous venons de le voir, dans la science sur le mode de production des othématomes chez les aliénés, s'explique par la grande difficulté qu'on a à prendre les observations de ces malades, qui le plus souvent ne peuvent nous rendre compte des circonstances, dans lesquelles la tumeur s'est développée.

Cependant il existe maintenant un assez grand nombre d'observations d'othématomes sur des sujets sains d'esprit, qui peuvent parfaitement se rendre compte des circonstances qui ont précédé l'apparition de la tumeur, et où l'hématome s'est produit spontanément en dehors de tout traumatisme.

Cela étant donné, nous allons examiner ces observations au point de vue pathogénique et nous trouverons que la cause déterminante semble ne pas avoir été toujours la même.

Nous avons rapporté l'observation de M. Leflaive, où le malade a été sujet avant l'apparition de la tumeur à de la céphalalgie, à des migraines et des légers vertiges.

En 1882, M. le professeur Ball, dans son service de l'hopital Laennec, vit survenir, sans cause connue, chez une jeune hystérique un hématome de l'oreille droite. Cette malade n'ayant pas à cette époque de grandes attaques, on ne put invoquer le traumatisme.

Il nous semble qu'il faut voir ici, comme dans le cas précédent, une hémorrhagie par trouble vasomoteur d'origine nerveuse.

Notre malade, sur lequel nous avons observé nous-même un othématome double est encore plus affirmatif. Niant absolument tout traumatisme, il accuse directement les congestions violentes et répétées vers les oreilles comme cause seule plausible, qui puisse être invoquée.

M. Mabille a signalé deux autres causes, pouvant provoquer l'othématome. L'une d'elle n'a pas été souvent rencontrée, ce sont les efforts prolongés. Il rapporte l'observation d'un homme, qui traversant une montagne, chargé d'un lourd fardeau et faisant de grands efforts, avait senti tout à coup une vive douleur au niveau de l'oreille gauche, qui, à partir de ce moment, avait augmenté de volume et acquis les dimensions d'un œuf de poule; ce gonflement était dû à un hématome.

L'autre cause plus commune est l'athérome artériel, qui se rencontre si fréquemment chez les paralytiques généraux, mais qui peut aussi avoir pour cause l'alcoolisme. En effet, M. Duplay a vu un cas d'othématome chez un sujet, âgé de 51 ans, charron, à habitudes alcooliques; il s'est développé lentement, sans causes appréciables, en produisant des douleurs spontanées.

Nous avons déjà signalé que MM. Virchow, Franck et Castelain, attribuent le développement de l'othématome à une altération préexistante du cartilage, qu'ils ont trouvée même dans des cas récents.

Ajoutons enfin, que pour les trois malades dont M. W. Meyer a publié les observations, rien ne permettait d'admettre une chondromalacie prédisposante ; c'étaient des sujets jeunes, sains d'esprit, sans dispositions aux hémorrhagies. Seulement l'auteur ajoute, que le père du premier malade, la mère du second étaient atteints d'une maladie mentale incurable, et se demande, s'il y avait là une simple coïncidence ?

Il est assez difficile, comme on le voit par cette longue énumération, de se former une opinion et d'établir des conclusions certaines. Il nous semble être tout à fait démontré, que le traumatisme a sa part dans la pathogénie des othématomes chez les aliénés. Si les violences extérieures sont quelquefois suffisantes pour déterminer une tumeur de ce genre chez des personnes vigoureuses et bien portantes, d'autant plus devons-nous l'admettre pour les aliénés, déjà *a priori* disposés aux congestions vers la tête et les oreilles. Du reste, il existe des exemples bien démontrés, où la tumeur s'est produite à la suite d'un traumatisme sous les yeux du médecin.

Mais, en même temps et d'un autre côté, il existe des exemples trop nombreux où la tumeur s'est développée en dehors de tout traumatisme chez des sujets sains d'esprit, pour pouvoir conclure sur le développement de l'othématome spontané chez les aliénés. M. Brown-Séquard a vu, en effet, dans les maisons où les aliénés sont soignés avec la plus grande sollicitude et la plus rigoureuse surveillance, augmenter rapidement le nombre des othématomes.

Cela étant constaté, quelle est la cause intime de l'othématome spontané ?

Tout en laissant la part aux altérations du système circulatoire (athérome) et aux lésions primitives du cartilage, constatées par Virchow et Castelain, qui ont précédé la formation des tumeurs sanguines du pavillon de l'oreille, il reste encore de nombreuses observations qui ne se prêtent pas à cette interprétation.

Nous avons rapporté des faits, où l'âge des sujets, leur constitution excellente, l'absence des moindres traces d'une chondromalacie exclut définitivement les deux causes pathogéniques admises par les auteurs, et nous croyons que pour ces cas la seule explication plausible est, que l'othématome s'est développé sous l'influence de troubles du système nerveux. Et il existe, en effet, des expériences très intéressantes qui ont été faites sur les relations du système nerveux et de la circulation de l'oreille et qui semblent venir à l'appui de cette opinion.

Claude Bernard a constaté que, lorsqu'on excite le ganglion cervical du nerf grand sympathique, l'oreille de l'animal se congestionne au point de faire croire que le sang va s'échapper et se répandre hors des vaisseaux. « Il se produit immédiatement », dit-il dans ses leçons sur le système nerveux, t. II, leçon XV « une très grande augmentation de chaleur et une très forte turgescence vasculaire dans l'oreille et dans le côté correspondant de la tête. La circulation est activée ; les artères plus pleines semblent battre avec plus de force... En même temps il y a une augmentation notable dans la sensibilité. Cette élévation de température que l'on apprécie superficiellement s'étend également aux parties profondes et même dans la cavité crânienne et dans la substance cérébrale. Le sang lui-même, qui revient des parties ainsi échauffées, possède une température plus élevée. »

M. Vulpian (contractilité des vaisseaux de l'oreille chez les lapins, *Gazette médicale*, 1857) et M. Schiff (comptes rendus de l'Académie des sciences, 1854) ont démontré que l'artère centrale de l'oreille chez le lapin est animée d'un mouvement rhythmique, indépendant de celui du cœur. Ces mouvements cessent quand on détruit la partie cervicale de la moelle épinière; si on en détruit une moitié, ils cessent dans l'oreille correspondante. Quand on coupe le grand sympathique au cou, les mouvements rhythmiques de l'artère correspondante sont abolis.

Les expériences de Brown-Séquard prouvent, que lorsqu'on coupe chez un animal le corps restiforme ou la colonne la plus large de la moelle allongée, on produit une hémorrhagie sous-cutanée de l'oreille, qui survient douze ou vingt-quatre heures après. Cette hémorrhagie serait suivie de gangrène. Le plus ordinairement l'hémorrhagie se produit dans la fosse scaphoïde. Cette expérience semble démontrer qu'une altération de cette partie du bulbe peut, à elle seule, déterminer une tumeur sanguine de l'oreille.

Ladreit de Lacharrière n'ose pas encore conclure sur ces expériences physiologiques si intéressantes et affirmer que l'othématome se développe sous l'influence d'un trouble du système nerveux; cependant il est porté à admettre cette explication.

Quant à nous, il nous semble que nos observations VI et VIII viennent confirmer la théorie nerveuse vaso-motrice de l'othématome.

CHAPITRE IV.

SYMPTOMES. — MARCHE. — TERMINAISON.

Dans l'évolution des tumeurs sanguines du pavillon de l'oreille Ladreit de Lacharrière, d'après Toynbee, admet quatre périodes :

1° Une période d'hypérémie ou d'inflammation préalable qui se manifeste par la congestion et une élasticité moindre du cartilage ;

2° Une période d'épanchement ; le sang se répand brusquement dans les tissus, c'est en quelque sorte une apoplexie ;

3° Une période d'enkystement ; au bout d'un temps relativement court la résorption commence, les saillies réapparaissent, mais altérées dans leur forme. Cette période peut durer des années ;

4° Enfin l'induration permanente, résorption complète des parties et parfois atrophie de l'oreille.

Nous préférons suivre l'exemple des auteurs qui divisent l'évolution de l'othématome en trois périodes :

1° Période congestive ;
2° Période d'épanchement ;
3° Période de résorption.

Période congestive. — Dans les observations publiées il est presque toujours question de tumeurs à la période d'état ou en voie de formation et on ne trouve ordinairement aucun renseignement sur l'état antérieur des oreilles.

La période congestive n'a même pas toujours été admise. Cependant déjà Bird avait remarqué sur ses malades un état congestif, précédant le développement de la tumeur. « Lorsque le mal va débuter, on remarque que les deux oreilles, ou l'une d'elles, deviennent chaudes, rouges et gonflées..., peu à peu l'oreille devient encore plus chaude et plus rouge, presque bleue; le malade paraît souffrir, car il montre une grande sensibilité quand on le touche; il arrive qu'après avoir vu un jour la tumeur à peine commençante, on la trouve le lendemain déjà considérable. »

Tous les auteurs, qui signalent cette période, disent que peu de temps avant l'apparition de la tumeur le malade présente tous les signes d'une circulation cérébrale très activée; les carotides battent avec force, les oreilles sont rouges, luisantes, chaudes. « C'est là un fait important a noter et qui est à peu prés général, dit M. Foville, le sang est encore contenu dans ses vaisseaux, mais l'oreille est le siège d'une turgescence considérable, d'une sorte d'érection. »

Les phénomènes congestifs s'observent surtout chez les malades atteints de manie aiguë. Quand l'hématome survient chez les paralytiques généraux, ils sont moins prononcés, d'après M. Castelain. La rougeur est un peu livide, la chaleur est rarement augmentée, et la sensibilité au lieu d'être accrue est quelquefois diminuée chez eux.

Cette période congestive n'existe pas quand l'othématome est d'origine purement traumatique; en tous cas, si elle existe, elle doit être de très courte durée. Le Dr Petit, de Nantes, cite le fait d'un petit idiot, qui donne un coup de sabot sur l'oreille de son voisin.

« Immédiatement j'examine l'oreille du petit malheureux, et sous mes yeux, en quelques secondes apparaît une tumeur sanguine magnifique. »

Période d'épanchement. — L'épanchement débute ordinairement par la fosse scaphoïde ou la partie inférieure de l'anthélix. Le volume de l'othématome est variable; il peut aller de celui d'une lentille à celui d'un œuf de pigeon ou de poule. La tumeur peut rester limitée à l'endroit où elle a pris naissance, mais d'ordinaire elle gagne les parties voisines. Elle fait souvent disparaître toutes les saillies, toutes les anfractuosités du pavillon, ce qui a fait dire par Bird, qu'il semble dans ces cas qu'on a appliqué une moitié d'œuf sur l'oreille.

Il faut environ une semaine ou dix jours pour que la tumeur s'accroissant de jour en jour atteigne son maximum. Mais quel que soit le volume et l'extension de la tumeur sanguine, elle n'atteint jamais le lobule qui dans sa structure ne présente pas de cartilage.

Dans certains cas l'othématome peut oblitérer le conduit auditif et amener la surdité.

Les téguments prennent dans cette période une teinte violacée, et leur sensibilité est parfois légèrement augmentée; la consistance de la tumeur est d'abord dure, résistante, mais donne ordinairement au bout de peu de temps au toucher la sensation de la fluctuation. La pression du doigt diminue légèrement l'intensité de la coloration, mais ne laisse pas d'empreinte.

Les malades éprouvent quelque fois des élancements, du prurit, ce qui explique que souvent ils frottent et grattent leurs oreilles jusqu'au sang.

Les symptômes généraux ne présentent rien de particulier. La maladie générale, dans le cours de laquelle l'othématome survient, n'en est ni influencée, ni modifiée ; en général il n'y a pas de rémission.

Période de résorption. — Si la tumeur est abandonnée à elle-même, elle demeure stationnaire pendant un temps très variable, puis les phénomènes inflammatoires diminuent d'intensité. La chaleur disparaît, la peau reprend peu à peu sa coloration normale, la sensibilité est moins douloureuse, et la fluctuation devient de jour en jour plus obscure. La tumeur offre enfin au toucher une sensation qu'on a comparée à celle qu'on éprouve en maniant une poche de gutta-percha. Quand l'évolution a été de courte durée, la tumeur peut disparaître complètement et l'oreille revient à l'état normal ou bien ne conserve que peu de traces de cette affection, quelques noyaux épais et indurés.

Mais ordinairement il survient une déformation consistant en une augmentation d'épaisseur et un ratatinement du pavillon de l'oreille.

Selon M. Foville ce ratatinement se produit, parce que le périchondre détaché, constitué par un tissu fibreux très rétractile, se rétrécit graduellement, lorsque la poche se vide et « entraîne avec lui la paroi cartilagineuse qui, pour s'adapter à ces dimensions amoindries, est obligée de se contourner sur elle-même. Dans le cas où le volume de la tumeur est considérable et la peau extrêmement distendue, celle-ci peut aussi être obligée de se plisser pour suivre le retrait du périchondre.

Le diamètre horizontal est d'ordinaire celui qui diminue le plus.

L'augmentation d'épaisseur tient à ce que le périchondre, chargé de sécréter le cartilage qu'il recouvrait autrefois, continue son travail de sécrétion normale et produit une couche cartilagineuse de nouvelle formation.

Telle est la marche ordinaire que suit cette affection, quand elle est abandonnée à elle-même. Cependant il peut arriver parfois que les parois de la poche s'ulcèrent et se percent ou qu'une violence extérieure fait crever la tumeur ; dans des cas pareils les phénomènes ultérieurs ressemblent à ce qui se produit quand on fait une incision dans la poche. M. Durand-Peschaud rapporte une observation d'un cas pareil qui lui était communiquée par M. Combemale.

Observation IX (M. Combemale).

D... Jean, 40 ans, sans profession, atteint de démence paralytique.

Vers le milieu du mois de mars, le malade qui avait un othématôme à l'état aigu fit une chute sur l'oreille où se trouvait le mal. La tumeur creva et la fente cutanée se fit suivant le rebord de la conque en suivant la courbure, sur une longueur de deux ou trois centimètres.

Le liquide que contenait la poche était séreux, un peu visqueux, en quantité peu considérable.

Les deux parois restèrent enraidies, sans aucune tendance à s'accoler; on aurait dit qu'une membrane kystique tapissait les parois internes de la tumeur.

Il s'écoulait du sang par les lèvres de la plaie. Tentative de réunion immédiate par plusieurs points de suture. L'agitation du malade, très indocile du reste les fit échouer.

Après quelques lavages antiseptiques, au bout de trois ou quatre jours, du fond de la plaie, qui suppura du reste très peu, montèrent des bourgeons charnus, en assez grand nombre, qui laissèrent l'oreille quinze jours après l'accident toute déformée, augmentée en épaisseur au pavillon, indolore.

La marche de la maladie mentale ne parut pas influencée par l'apparition et la guérison de cette tumeur.

A sa mort qui eut lieu en septembre 1884, par suite des progrès de la maladie, l'attention ne fut pas attirée par l'othématome dont il était porteur.

Dans les cas où on ouvre l'hématome par une incision, il sort immédiatement une certaine quantité d'une sérosité visqueuse, sanguinolente, inodore, par suite de l'élasticité des parois. La pression faite sur la tumeur détermine l'issue d'un sang noir coagulé, « tout à fait semblable par l'aspect et la consistance à de la gelée de groseille ». Si on n'a pas eu soin d'interposer un peu de ouate carbolisée entre les bords de la plaie, pour l'empêcher de se fermer, on est obligé les jours suivants de renouveler les incisions, pour donner issue à un nouvel épanchement qui s'est produit.

Cet épanchement devient de moins en moins san-

guinolent et abondant, la paroi externe de la tumeur, le périchondre, se rapproche peu à peu du cartilage ; les deux parois se réunissent au bout d'un certain temps à l'aide de bourgeons charnus qui se développent au fond de la plaie.

Dans les cas bien rares où l'othématome occupe les deux faces de l'oreille, les conséquences sont plus graves. Dans un cas pareil, observé par M. Serrière, le cartilage séparé de son périchondre aussi bien en avant qu'en arrière, se mortifie, s'élimine, ce qui produit une telle déformation, que l'oreille devient presque méconnaissable.

Quant aux terminaisons, nous en avons jusqu'à présent signalé deux : la résolution complète, sans laisser de traces, et la déformation de l'oreille après résorption de l'épanchement.

Il existe cependant encore une autre terminaison, qui est du reste tellement rare, que les auteurs classiques ou bien ne la signalent pas du tout, ou en parlent sans donner aucun détail. C'est la terminaison par suppuration qui a été minutieusement décrite dans l'observation de M. Leflaive.

Les recherches nombreuses que nous avons faites ne nous ont fourni aucune observation analogue ; la suppuration, qui se rencontre souvent après l'incision de la poche, n'est décrite nulle part comme terminaison spontanée de l'othématome. Nous croyons donc devoir insister sur cette particularité.

A quoi attribuer cette modification rare et tardive de la lésion ? nous ne le savons pas.

M. Leflaive s'est demandé s'il n'existait pas quelque rapport pathologique entre cette terminaison en suppuration et l'abcès en apparence spontané du pied, qui a précédé de quelques jours la suppuration de l'othématome. Cependant il n'a pas pu trouver cette relation, cette cause.

Enfin M. Renaudin a avancé, sans preuves toutefois, que le gonflement auriculaire pouvait se terminer par gangrène.

CHAPITRE V

DIAGNOSTIC

Le diagnostic de l'hématome du pavillon de l'oreille ne présente pas de difficultés sérieuses. Nous allons cependant faire un diagnostic différentiel entre ces tumeurs et d'autres affections avec lesquelles on pourrait les confondre.

La première idée, qui se présente, c'est qu'on a affaire à une contusion. Mais, dans ce cas, il y a épanchement sous-cutané de sang, ce qui donne à la peau les teintes diverses et successives de l'ecchymose; tandis qu'ici on a un épanchement profond, limité et qui par conséquent ne se révèle pas par une coloration particulière.

On pourrait peut-être croire qu'on se trouve en présence d'un phlegmon; mais alors le tissu cellulaire présenterait tous les signes ordinaires de cette maladie : rougeur, chaleur, empâtement, fluctuation, suppuration, etc.

De l'érysipèle l'othématome se distingue, en ce que ce dernier présente une douleur superficielle généralisée et est généralement précédé de troubles généraux accompagné par l'engorgement des ganglions lymphatiques voisins, provoquant de la douleur dans tout le côté malade. Tout cela n'a pas lieu dans le cas d'othématome.

Quant aux engelures, elles se rencontrent surtout chez les enfants faibles et débiles; elles apparaissent le plus souvent à l'automne pour ne disparaître qu'au printemps. Les engelures débutent ordinairement par le lobule où apparaît un point rouge bleuâtre, qui s'étend après à tout le pavillon; la peau est tendue et luisante; quelquefois il se produit de petites bulles de sérosité et si l'épiderme est déchiré, on observe des ulcérations. Les malades accusent un sentiment de cuisson et de violentes démangeaisons qui se produisent surtout la nuit. Ces symptômes ne ressemblent pas à ceux de l'hématome.

Quand la rupture vasculaire se fait dans l'intérieur du conduit auditif externe, on pourrait la confondre au début avec une otite externe, comme le fait remarquer justement M. Mabille; mais, dans ce dernier cas, les souffrances vives du malade, les bourdonnements d'oreilles, les douleurs si grandes qui s'irradient dans toute la tête, et souvent un écoulement purulent, préviendront toute confusion.

La marche, l'évolution de la tumeur ne permettront pas de la confondre avec un enchondrome. Celui-ci se développe en général d'une manière lente et sans fluctuation. Enfin la consistance de la tumeur, son début rapide et, au besoin, une ponction exploratrice, feront éviter l'erreur.

Il en est de même des lipomes, tumeurs molles et élastiques, à marche lente, qui semblent se développer dans les pays où le goître est endémique, et surtout chez les individus affectés de goître.

Quant aux tumeurs malignes : cancroïdes et lymphoïdénomes, elles ne se rencontrent que rarement sur le pavillon de l'oreille. Elles débutent d'ordinaire par des petites tumeurs, grosses comme une lentille et prennent un accroissement si rapide, que l'interventionchirurgicale devient indispensable au bout de quelques mois. Très souvent, ces tumeurs s'exulcèrent et leurs caractères ne permettent aucun doute sur leur nature.

Enfin, en examinant un épaississement du cartilage du pavillon, survenu à la suite d'un othématome, on pourrait peut-être croire qu'on se trouve en face de concrétions tophacées, qui s'observent au bord libre de l'hélix, sous la forme de grains blanchâtres. Mais ici les antécédents nous mettront sur la voie du diagnostic. D'un côté, les tophus s'observent chez des personnes qui avaient eu des accès de goutte, ou au moins dans les familles desquelles la goutte est traditionnelle. D'un autre côté, le malade lui-même, ou son entourage pourront d'ordinaire nous relater l'existence d'une tumeur, qui a précédé la bosselure du cartilage.

Les tumeurs érectiles sont rares dans cette région; elles peuvent cependant se présenter. Mais premièrement, elles sont le plus souvent congénitales, et puis les battements artériels, dont elles sont le siège, le changement de coloration au moment des efforts nous permettront d'éviter une erreur.

Signalons encore la gangrène symétrique des extrémités, qu'on a vu parfois se limiter aux oreilles. Souvent, dans ces cas, on rencontre une asphyxie locale des pommettes, et un examen attentif révèle le début de la même lésion du côté du lobule de nez. Le début de cette affection se fait sous forme d'engelures, et d'ordinaire, les parties affectées ne présentent qu'une coloration noire, sans aboutir à une mortification complète. Cependant, M. Grasset (*Montpellier médical*, juin 1878) a vu exceptionnellement se développer de petits boutons, la peau prendre une teinte foncée, plus accentuée au centre, qui est devenue noire; des eschares se sont développées, qui, après leur chute, ont laissé à nu des ulcérations qui se sont cicatrisées.

Nous voyons, par conséquent, que l'évolution et la marche même de l'hématome, son absence de réaction sur l'organisme, nous permettent aisément de faire le diagnostic différentiel.

CHAPITRE VI

ANATOMIE PATHOLOGIQUE

Les premiers auteurs qui s'occupèrent de cette affection, s'accordèrent à désigner les tumeurs sanguines comme sous-cutanées.

Leubuscher et Meckel sont les premiers qui ont placé le siège de l'hématome entre le périchondre et le cartilage.

Mais c'est surtout M. Foville qui, par ses recherches anatomiques sur la structure du pavillon de l'oreille, a démontré le siège précis de l'othématome.

« En disséquant une oreille, on se demande comment un tissu celluloire fin et résistant comme la couche sous-cutanée de cette région, pourrait permettre, en quelques jours, ou même en quelques heures, un décollement aussi étendu. » Et, en effet, l'adhérence entre le tissu cellulaire sous-cutané et le périchondre est très grande et tellement résistante, que toute dissociation est impossible.

D'un autre côté, il suffit, après avoir divisé une des saillies du pavillon, de soulever une petite partie du périchondre sur le bord de l'incision, pour pouvoir introduire au-dessous de lui une sonde cannelée, qui, par quelques mouvements de va-et-vient modérés, parvient à le détacher, dans presque toute son étendue, du cartilage sous-jacent.

« De plus, si le sang était immédiatement sous la peau, dit M. Foville, il passerait par la série des changements ordinaires en pareil cas, et ne pourrait se résorber sans que les diverses phases de sa décomposition fussent traduites à l'extérieur par la succession des couleurs bleue, verte, jaune, etc. Au lieu de cela, le sang reste collecté, bien limité; d'abord rutilant et fluide, il ne tarde pas à se partager en deux portions, l'une séreuse, citrine et périphérique, l'autre centrale, fibrineuse, d'un rouge foncé ; la première disparaît d'abord, puis la seconde revient sur elle-même, se décolore, et tantôt se résorbe complètement, tantôt persiste en partie. Pendant ce temps, la peau revient graduellement à sa couleur normale, par le simple affaiblissement de la couleur rouge bleuâtre qui existait au début, sans passer par aucune des nuances de l'ecchymose. »

L'ensemble de ces phénomènes indique un épanchement de sang dans une cavité limitée, séparée de la peau par une paroi résistante. « Or, cette disposition n'est possible à l'oreille qu'au cas où le sang s'épanche entre le cartilage et le périchondre qui revêt sa face externe ; car on sait que le tissu cartilagineux est partout recouvert d'une membrane fibreuse qui joue, à son égard, le même rôle nourricier que le périoste remplit par rapport au tissu osseux. »

Dans une thèse, soutenue à Nancy, en 1878, M. Mabille reprend et développe l'opinion que l'épanchement se ferait dans le tissu cellulaire ; pour lui les différentes couches qui formeraient la tumeur seraient de dehors en dedans :

1° La peau, les vaisseaux, les nerfs, les fibres musculaires, le tissu cellulaire dense, qui constitueraient la membrane limitante externe ;

2° Le sang ;

3° La paroi limitante interne, formée par le périchondre qui adhère fortement au cartilage.

M. Durand-Peschaud trouve que l'interprétation donnée par M. Mabille à sa description est absolument erronée. Il se demande comment on pourrait admettre que les nerfs et les vaisseaux fassent partie de la membrane limitante externe, alors que normalement ils se trouvent dans le tissu cellulaire, où, d'après M. Mabille, se ferait l'épanchement.

Il nous semble que les faits anatomiques apportés et magistralement discutés par M. Achille Foville sont assez concluants pour nous empêcher d'admettre cette hypothèse que l'othématome se développe dans le tissu cellulaire sous-cutané.

Dans ces derniers temps quelques auteurs ont émis l'opinion que le siège de l'othématome résiderait quelquefois soit entre les lames du périchondre lui-même (M. Ch. Vallon, « Encéphale », juin 1881), soit entre les lames du fibro-cartilage, comme dans les cas rapporté par M. Tétard.

En effet, après avoir rapporté l'observation d'un cas d'othématome datant d'une quinzaine de jours, M. Vallon relate l'autopsie et l'examen histologique des parois de la tumeur (fait par M. Chambard) et arrive aux conclusions suivantes : « Le sang formant l'othématôme, provient des vaisseaux du périchondre qui sont déchirés et par conséquent le point de départ du processus pathologique se fait dans le périchondre lui-même. Le sang, en se répandant entre les deux couches du périchondre, les dissocie, les écarte l'une et l'autre ; la lame qui est directement appliquée sur le cartilage, soutenue par lui et d'ailleurs plus serrée et résistante que l'autre, reste en place ; au contraire, la lame la plus superficielle, en rapport avec le tissu cellulaire, plus mince, n'ayant pas de point d'appui et par conséquent offrant moins de résistance, se laisse distendre et finit même par se déchirer, le sang fuse alors dans les mailles du tissu conjonctif. »

Dans le cas rapporté par M. Tétard, l'examen histologique a été fait par M. Bellangé. Voici ce qu'il a trouvé en examinant les parois de la tumeur :

« A la périphérie on aperçoit la peau, qui ne présente à ce niveau rien de particulier, et au-dessous le tissu cellulaire sous-cutané. La peau et les parties sous-jacentes laissent voir la coupe de glandes qui, presque toujours sectionnées transversalement, se présentent sous la forme de petits cercles épithéliaux à noyaux concentriques.

« Au-dessous se trouvent le périchondre et la lame cartilagineuse enveloppée. Cette lame est absolument coupée en deux par le foyer hémorrhagique ; mais le sang épanché a provoqué autour de lui une inflammation, et les chondroplastes ainsi que le tissu fibro-élastique au milieu duquel ils sont plongés, ont proliféré et l'on voit sur les bords une quantité innombrable de petites cellules de cartilage, avec des noyaux de tissu conjonctif. »

En résumé, il nous semble démontré que le siège de l'othématome se trouve entre le périchondre et le cartilage, et dans quelques cas exceptionnels, soit entre les lames du fibro-cartilage lui-même, soit entre les lames du périchondre.

Quant au contenu de la tumeur et l'épaississement consécutif, nous en avons parlé au chapitre de la symptomatologie, aussi nous n'y revenons pas.

Dans les cas rares où il y a suppuration, on trouve dans la poche du pus, mêlé à du sang ou à de la sérosité.

CHAPITRE VII

PRONOSTIC

Jusqu'en 1858 presque tous les auteurs regardent l'othématome comme signe indiscutable de l'incurabilité de la maladie, dans le cours de laquelle il se produit, ou du passage de la maladie de l'état aigu à l'état chronique. « Malheur à la personne, dit M. Merland, chez laquelle de semblables manifestations se produisent, car elles coïncident soit avec l'incurabilité reconnue, soit avec le passage à la chronicité. »

Depuis M. Dagonet a observé l'hématome chez une jeune fille atteinte de manie aiguë dont la guérison s'est parfaitement effectuée.

M. Mabille cite quatre autres faits, soit d'amélioration, soit de guérison définitive de malades atteints de folie impulsive, lypémanie et manie aiguë.

M. Bouteille rapporte également le fait d'un hypémaniaque atteint d'un hématome double, qui a quitté l'asile complètement guéri.

Ces faits démontrent à l'évidence que l'othématome soit simple, soit double, n'est pas en médecine mentale un signe d'incurabilité, de déchéance intellectuelle et physique, de passage de l'état aigu à l'état chronique.

D'un autre côté on a avancé que la rupture des vaisseaux de l'oreille était une crise avantageuse au malade.

« Il faut tenir compte, disent MM. Bonnet et Poincarré d'un fait important au point de vue de la clinique : c'est que déjà les irritations successives et l'altération ganglionnaire progressive ayant amené l'inflammation secondaire de la base du crâne, des méninges et du cerveau, cette apoplexie de l'oreille devient une crise avantageuse au malade; elle se passe en effet dans les auriculaires postérieures dépendant de la méningée moyenne. Si la production n'avait pas eu lieu, on aurait vu se développer une apoplexie cérébrale ou méningée, ou tout au moins une congestion intense, dont la sidération consécutive aurait amené la mort. En dehors de la paralysie générale, ces tumeurs n'arrivent jamais que dans des états chroniques et elles deviennent une cause favorable à une prolongation d'existence. »

Nous croyons que les auteurs sont dans le vrai, qui admettent que l'othématome est un mal, dont le développement n'a aucune influence sur la maladie, dans le cours de laquelle il se produit, S'il en était autrement, on s'expliquerait difficilement qu'une tumeur pût amener la guérison dans un cas et dans l'autre permettre d'affirmer l'incurabilité de l'aliénation mentale.

Quant à l'opinion de M. E. R. Hun, que l'apparition d'un othématome chez un individu sain d'esprit précède généralement le développement d'une maladie mentale, nous trouvons que cette opinion ne se base sur aucun fait clinique démontré.

Chez les lutteurs et les écoliers, les hématomes traumatiques sont d'un pronostic bénin ; ils ne mettent pas la vie en danger, seulement ils peuvent donner lieu à des déformations persistantes des oreilles. Il ne faut pas oublier qu'un othématome incisé peut se compliquer d'un érysipèle qui serait dangereux à cause de la proximité du cuir chevelu.

CHAPITRE VIII

TRAITEMENT

La plupart des médecins aliénistes recommandent l'abstention de toute intervention chez les aliénés et les sujets débilités.

La tumeur disparaît d'elle-même sans laisser en général une trop grande déformation du pavillon de l'oreille et sans influencer en rien la marche de la maladie générale.

Cependant, dans les cas où on a cru devoir ne pas rester inactif, plusieurs modes de traitement ont été employés.

On a eu recours aux ponctions répétées, mais on a dû y renoncer, attendu que la tumeur se reformait très peu de temps après que la ponction avait été faite.

Il en a été de même pour les ponctions avec aspiration, suivies ou non d'injections d'iode ou de vin aromatique dans la tumeur sanguine ; non seulement on n'a pas empêché la déformation du pavillon de l'oreille, que l'on voulait éviter, mais on a souvent déterminé une inflammation intense, dont les conséquences peuvent être fâcheuses pour le malade.

M. Ladreit de Lacharrière conseille une incision un

peu large, qui permet d'évacuer le liquide et les dépôts qui peuvent s'être produits dans la poche sanguine. Il interpose une mèche de charpie entre les lèvres de la plaie pour éviter la réunion immédiate de la peau et permettre à la poche de se fermer de dedans en dehors.

Le séton a été également employé dans les cas de tumeurs très volumineuses; mais il nécessite deux incisions et expose par son contact plus prolongé aux accidents inflammatoires.

M. Bouteille a traité trois cas d'othématome au moyen de badigeonnages répétés avec le collodion riciné, de manière à produire une compression prolongée. Sous l'influence de ce traitement il a vu deux fois la tumeur disparaître lentement, graduellement et le pavillon de l'oreille ne présenter aucune déformation. Dans le troisième cas, il est resté une déformation presque insignifiante de l'oreille avec une légère induration. Il ajoute que dans ce dernier cas l'othématome datait déjà de plusieurs jours, lorsqu'il a commencé le traitement, tandis que dans les deux autres cas les tumeurs avaient été soignées dès leur apparition.

Enfin, M. W. Meyer a eu l'idée de se servir du massage dans trois cas d'othématome, survenus chez des sujets jeunes et sains d'esprit, avec plein succès, ayant obtenu la guérison avec l'aspect normal de l'oreille.

Nous croyons donc que ces deux modes de traitement, les badigeonnages répétés de collodion élastique et le massage peuvent rendre de sérieux services dans le traitement de ces tumeurs. Ils présentent l'avantage de n'être pas douloureux pour les malades et de ne pas les exposer aux accidents inflammatoires.

Dans tous les cas où l'on se décide pour une intervention chirurgicale il faut redouter l'érysipèle et employer le pansement de Lister pour maintenir la plaie à l'abri du contact de l'air.

CONCLUSIONS

I. L'othématome spontané se développe surtout chez les aliénés ; on le rencontre également chez les individus sains d'esprit.

II. Sa cause n'est pas unique ; en dehors d'une altération cartilagineuse et des lésions athéromateuses il faut tenir compte des poussées congestives qui se produisent aux oreilles sous l'influence d'un trouble du système nerveux.

III. Le siège de l'othématome est entre le périchondre et le cartilage, rarement soit entre les lames du périchondre, soit intercartilagineux.

IV. La terminaison en suppuration spontanée peut exister, mais exceptionnellement.

INDEX BIBLIOGRAPHIQUE

BIRD. — Journal de Graefe et Walther, t. XIX, Berlin, 1833.
NEUMANN. — Mémoire, 1834.
FERRUS. — Gazette des hôpitaux, 1838.
— — Leçons professées à Bicêtre, 1838.
BELHOMME. — Gazette des hôpitaux, août 1842.
COSSY. — Archives générales de médecine, 3e série, t. XV, 1842.
HEIDENREICH. — Annuaire de Canstatt, 1843.
WALLIS. — Gazette de la Société de méd. de Prusse, n° 32, 1844.
RUPP. — Gazette de la Société de méd. de Prusse, n° 45, 1844.
PÉTREQUIN. — Anatomie médico-chirurgicale, 1844.
SCHMALTZ. — Mémoire sur l'hématôme. Leipzig, 1840.
LEUBUSCHER. — Allgemeine Zeitschrift für Psychiatrie, 1847.
VERGA (de Milan). — Gazette médicale de Milan, 1847.
THORE. — Annales médico-psychologiques, 1847.
LUNIER. — Annales médico-psychologiques, 1848.
FISCHER. — Allgemeine Zeitschrift für Psychiatrie, t. V, 1848.
DAMEROW. — Allgemeine Zeitschrift für Psychiatrie, t. V, 1848.
HEYFELDER. — Rust's Magazin, t. LXVI, p. 297, 1849.
RENAUDIN. — Annales médico-psychologiques, 1850.
WILDE. — Medical Times, 1852.
JARJAVAY. — Anatomie chirurgicale, t. I, 1852.
MERLAND. — Thèse de Paris, 1853.
BASTIEN. — Thèse de Paris, 1855.
MALLEZ. — Thèse de Paris, 1858.

Delasiauve. — Gazette hebdomadaire de méd. et de chir., 1859.
Foville (Achille). — Annales médico-psychologiques, 1859.
Marcé. — Annales médico-psychologiques, 1859.
Motet. — Gazette hebdomadaire de méd. et de chir., 1859.
Joire. — Gazette des hôpitaux, janvier 1860.
Dumesnil. — Annales médico-psychologiques, 1860.
Gudden. — De l'hématôme, Allgemeine Zeitschrift für Psychiatrie. t. XVII, 1860.
Jung. — Allegemeine Zeitschrift für Psychiatrie, t. XVIII, 1861.
Kuhn. — Thèse de Strasbourg, 1865.
Meyer (L). — Archives de Virchow, août 1865.
Virchow. — Die Krankhaften Geschwülste, t. I, p. 135, 1867.
Troeltsch. — Maladies des oreilles, p. 55, 1868.
Comptes-rendus de la Société de Biologie, octobre 1868.
Castelain. — Bulletin médical du nord de la France, 1870.
Claverie. — Thèse de Paris, 1870.
E. R. Hun. — American Journal of Insanity, juillet 1870.
St John Roosa. — Practical Treatise of the Diseases of the Ear, p. 107, 1873.
De Rossi. — Le malattie dell'Orecchio, p. 22; Genova, 1871.
Furstner. — Annales médico-psychologiques, 1873.
Toynbee. — Traité des maladies de l'oreille, p 38; traduit par G. Darin, Paris, 1874.
Robertson (de Glascow). — Des tumeurs sanguines du pavillon de l'oreille chez l'aliéné. In Edinburgh Medic. Journ., décembre 1875.
Duplay. — Progrès médical, 1876.
Mary. — Thèse de Montpellier, 1876.
Bonnet et Poincarré. — Recherches sur la paralysie générale des aliénés, Paris, 1876.
Biaute. — Annales médico-psychologiques, 1877.
Mabille. — Thèse de Nancy, 1878.
H. Schule. — In Ziemssen's Handbuch der speciell. Pathologie und Therapie, t. XVI, p. 176, 1878.
A. Després. — In Dict. de méd. et de chirur. Article oreille.

BOUTEILLE. — Marseille Médical, t. XVII, 1880.
V. MEYER. — Arch. für Ohrenheilkunde, t. XVI, 1880.
SOCKEEL. — Étude sur l'hématôme de l'oreille externe, 1881.
VALLON. — Encéphale Journal, n° 2, 1881.
BELLANGÉ. — Encéphale Journal, 1883.
LADREIT DE LACHARRIÈRE. — In Diction. Encyclop. des sc. médic.
TÉTARD. — Thèse de Paris, 1883.
DURAND-PESCHAUD. — Thèse de Montpellier, 1885.

Paris. — Typ. A. PARENT, A. DAVY, succ., imp. de la Faculté de médecine,
52, rue Madame et rue Corneille, 3

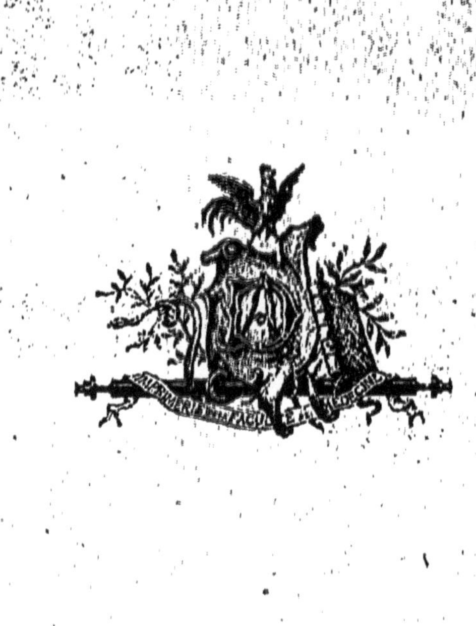

www.ingramcontent.com/pod-product-compliance
Ingram Content Group UK Ltd.
Pitfield, Milton Keynes, MK11 3LW, UK
UKHW020208200726
13856UKWH00003B/1259